AF246753

DU MEILLEUR SYSTÈME A SUIVRE

POUR

LA CONSTRUCTION ET L'ASSAINISSEMENT

DES

ÉGOUTS DE LA VILLE DE LYON

Mémoire honoré d'un jeton d'or par la Société nationale
de Médecine de Lyon.

(SÉANCE PUBLIQUE DU 28 JANVIER 1850.)

Par J.-P. Bourland,

Chirurgien interne des hôpitaux de Lyon.

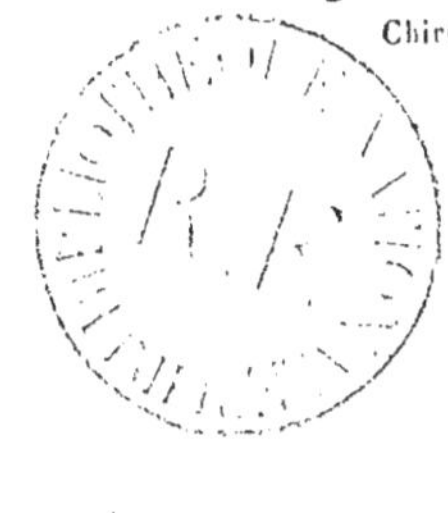

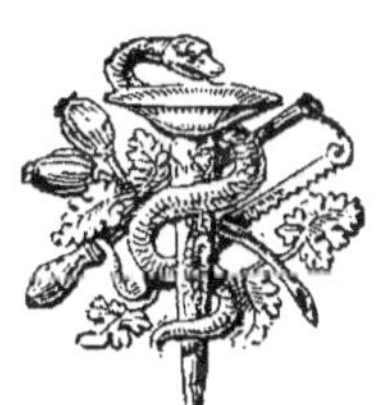

LYON.

IMPRIMERIE TYPOGRAPHIQUE DE J.-B. RODANET,

Rue de l'Archevêché, 3.

—

1850.

DU MEILLEUR SYSTEME A SUIVRE

pour

La Construction et l'Assainissement

DES

ÉGOUTS DE LA VILLE DE LYON.

On donne le nom d'égoûts à des canaux destinés à conduire loin des habitations les eaux pluviales et ménagères. Deux espèces de canaux prennent ce nom ; les uns simplement creúsés dans le sol et complètement découverts, ne peuvent être mis en usage que dans un parcours assez éloigné des villes, pour que les miasmes qui s'en dégagent n'aient aucune influence sur la santé publique.

Les autres sont complètement couverts, ils peuvent être définis : des conduits souterrains destinés à recevoir et à conduire les eaux sales et chargées d'immondices, dans des lieux où elles puissent se perdre sans inconvénient pour la santé publique.

Ces derniers seuls peuvent être mis en usage dans une ville populeuse, c'est d'éux seuls aussi que nous avons à nous occuper.

Les égoûts sont, en quelque sorte, un complément de civilisation, puisqu'ils sont chargés de faire disparaître de nos rues les eaux sales qui les infectent en certaines circonstances, dans les grandes chaleurs par exemple. Ils forment aussi une partie es-

1850

sentielle de l'hygiène publique ; car ils annulent les principes délétères dont ces eaux sont chargées , principes qui peuvent, à
juste titre, être considérés comme autant d'éléments morbifiques.

Sous ce dernier point de vue, je ne crois point en exagérer
l'importance en disant que, étant donné à tracer le plan d'une
ville populeuse et industrielle, les premières lignes devront indiquer le réseau formé par ces canaux. Ce serait donc par leur
construction que devrait commencer l'établissement d'une ville
édifiée suivant les règles de l'hygiène.

Les Romains, qui s'entendaient si bien en hygiène publique,
n'avaient point négligé ce moyen d'assainissement. Nous sommes
encore bien en arrière d'eux à cet égard ; aucune ville moderne
ne pourra de longtemps lutter sous ce rapport avec l'ancienne
Rome, dont le système d'égoûts était si complet, qu'un auteur
moderne l'a comparé à une ville souterraine.

Dans une ville telle que Lyon , à rues étroites et humides, dans
lesquelles l'air et le soleil n'ont qu'un difficile accès, un bon système d'égoûts doit puissamment contribuer à libérer l'administration des obligations que lui impose cet axiôme d'hygiène (1) :
« Tous les habitants d'une grande ville ont le droit d'exiger de
leurs magistrats de bonnes eaux potables, un air pur et un sol
d'un parcours commode. »

En facilitant l'écoulement des eaux pluviales, il nous délivrera
de ces boues perpétuelles qui entravent si souvent la circulation.
En faisant disparaître les eaux ménagères, celles qui servent à la
confection des divers produits industriels, auxquelles il faut joindre
les eaux qui proviennent des boucheries toujours chargées de détritus organiques, il empêchera aux miasmes qui s'en dégagent
de falsifier en quelque sorte le premier élément nutritif de
l'homme, l'air que des conditions sociales différentes distribuent
si inégalement entre le citadin et le campagnard.

(1) Monfalcon et Polinière : *Hygiène de la ville de Lyon* ; 1845.

Voilà le but ; est-il toujours atteint ?

Les égoûts, en recevant ces eaux bourbeuses, ne peuvent-ils pas être assimilés à un vaste foyer d'infection, laissant échapper par toutes ses issues, les gaz et les miasmes dont ils doivent atténuer les effets ?

Ces objections forment précisément le sujet de la question posée par la Société nationale de Médecine de Lyon et formulée par elle de la manière suivante :

Etablir par des faits plus que par la théorie, si le voisinage d'un égoût peut être dangereux pour un quartier ?

Quel genre de maladie peut en résulter ?

A quel vice de construction ou de direction doit-on attribuer ce résultat ?

Indiquer les moyens d'y remédier à Lyon , pour les égoûts déjà construits, et de le prévenir pour les égoûts projetés ?

I. Quelle est la cause directe des accidents occasionnés par les égoûts ? Quels sont ces accidents ?

Les eaux qui se rendent dans ces canaux tiennent le plus généralement en suspension des détritus de matières organiques tendant sans cesse à se déposer. Pour peu que le courant d'eau qui les entraîne se ralentisse par l'effet d'une pente trop minime , ou d'un obstacle quelconque, ces détritus formeront sur le plancher inférieur des égoûts, des amas de vase dont la quantité ira toujours croissant. Tous les phénomènes qui accompagnent la décomposition des composés organiques, des gaz putrides et toxiques, acide sulfhydrique, sulfhydrate d'ammoniaque, etc..., se produiront incessamment.

Ce que la théorie semble indiquer au premier abord, se trouve pleinement confirmé par les faits et par des expériences directes.

Lorsque, en 1827, l'administration municipale de Paris, cédant aux nombreuses réclamations suscitées chaque jour par le mauvais état des égoûts de cette ville, chargea le conseil de salubrité de la Seine de présider à leur curage et à leur restauration, d'immenses travaux furent entrepris par les membres du conseil délégués à cet effet (1).

Ces travaux présentent les renseignements les plus complets, soit sur l'état de l'air contenu dans les égoûts, soit sur les maladies que cet air peut occasionner.

La moyenne des analyses faites à cette époque, sur l'air de différents égoûts, fut celle-ci :

$$
\begin{array}{lr}
\text{Azote.} & 78 \quad 07 \\
\text{Oxygène.} & 18 \quad 01 \\
\text{Acide carbonique.} & 2 \quad 03 \\
\text{Hyd. sulfuré.} & 0 \quad 09 \\
\hline
& 100
\end{array}
$$

Cette moyenne est singulièrement modifiée par l'analyse de l'air d'égoûts vastes et bien aérés, dans lesquels l'excellence de la construction prévenait les dépôts et la stagnation des boues. Pour donner une juste idée du point auquel peut s'élever la variation de l'air dans ces canaux, je crois devoir ajouter ici l'analyse de l'air de l'un d'eux, dépourvu de pente et manquant d'eau :

$$
\begin{array}{lr}
\text{Azote.} & 81 \quad 21 \\
\text{Oxygène.} & 13 \quad 79 \\
\text{Acide carbonique.} & 2 \quad 01 \\
\text{Hyd. sulfuré.} & 2 \quad 99 \\
\hline
& 100 \quad »
\end{array}
$$

On est surtout frappé dans ces analyses, de la diminution notable d'oxygène et de l'addition à l'air qui circule dans les égoûts,

---

(1) La commission était composée de MM. Darcet, Girard, Cordier, Devilliers, Parton, Gauthier de Glaubry, Labaraque et Parent-Duchâtelet, secrétaire-rapporteur. (*Annales d'Hygiène publique*; 1829.)

d'une quantité d'acide sulfhydrique très considérable, eu égard à ses propriétés éminemment toxiques (1).

II. C'est à l'action délétère de ce gaz que sont dus tous les accidents dont j'aurai occasion de parler; ainsi, trois ouvriers asphyxiés à Paris en 1827, en enlevant la vase d'un égoût, favorisaient certainement la production de l'agent qui les frappa en remuant ces détritus de toute espèce en voie de décomposition.

Il résulte du tableau annexé au rapport de Parent-Duchâtelet (2), que la plupart des ouvriers égoûtiers furent atteints, à différentes reprises, d'ophthalmies très intenses : douze furent atteints d'affections portant à la fois sur le tube digestif et sur le cerveau; un seul fut pris de fièvre intermittente; plusieurs, arrachés à leur travail dans un état d'asphyxie imminente, durent la vie à la promptitude des secours qui leur furent administrés.

Le rapport de Parent-Duchâtelet est complété par un récit détaillé de toutes les précautions prises par lui pour maintenir les ouvriers égoûtiers dans des conditions hygiéniques aussi bonnes que possible. Lavages souvent réitérés avec le chlorure de chaux, repos fréquent pendant le travail, alimentation saine et abondante, ventilation artificielle et énergique, rien ne fut oublié; on ne put cependant éviter des accidents graves.

Ces faits prouvent le danger des émanations exhalées dans l'intérieur des égoûts, et malheureusement ce danger n'est point assez

(1) La présence de ce gaz est surtout importante à noter; car c'est lui qui forme surtout les émanations incommodes et dangereuses pour les habitations. Le sulfhydrate d'ammoniaque retrouvé dans les boues qui encombrent les égoûts, a une importance bien moindre, puisqu'il reste en dissolution dans la vase.

D'après les expériences de MM. Thénard et Dupuytren, un verdier périt sur-le-champ dans un air contenant 1/1500e de gaz acide sulfhydrique; un chien de moyenne taille succombe dans un air qui en renferme 1/800e.

(2) *Annales d'Hygiène*; loc. cit.

isolé par ces constructions; car l'air vicié dont nous avons donné l'analyse, quoique plus lourd que l'air atmosphérique, s'échappe cependant par les bouches des égoûts placés de distance en distance sur la voie publique. Les habitants des rez-de-chaussée, voisins de ces bouches, sont donc exposés à une intoxication perpétuelle analogue à l'intoxication paludéenne : quelques faits pratiques viennent à l'appui de cette assertion.

Ils prouveront que les égoûts, sans être arrivés à un degré d'encombrement pareil à celui des égoûts de Paris en 1827, peuvent cependant manquer leur but et devenir des foyers d'infection par suite des vices de construction ou par défaut de moyens essentiels à leur entretien.

Dans un des quartiers les plus anciens de la ville de Lyon, sur la place du Change, existe l'ouverture d'un égoût dont la construction date de la même époque que celle du quartier. En 1838, à la suite d'un printemps pluvieux, les chaleurs se firent sentir avec une remarquable intensité; les habitants voisins de cette ouverture se plaignirent aussitôt de l'odeur infecte qui s'en échappait. Quelque temps après une femme présentait des symptômes de fièvre muqueuse rémittente; deux personnes logeant comme elle auprès de cet égoût, eurent successivement le même sort et furent sujettes à quelques récidives.

On put constater ensuite que les pluies, en ébranlant les cailloux qui formaient le plancher inférieur de l'égoût, y avaient pratiqué des excavations où s'amassaient les boues et les ordures que ce canal aurait dû charrier plus loin.

Ces faits m'ont été communiqués par mon oncle, M. le docteur Lusterbourg, membre du conseil de salubrité de la ville. Il n'hésite point à regarder les miasmes qui s'exhalent des égoûts, comme la cause prochaine des fièvres graves observées sur la place du Change.

En 1837, une discussion s'éleva au sein de la Société de Médecine de Lyon , au sujet d'une épidémie de fièvres typhoïdes constatées dans notre ville, principalement dans le voisinage de la place du Plâtre , signalée depuis longtemps comme une localité insalubre, par suite de la mauvaise disposition de ses égoûts , privés d'air et manquant d'eau. La Société attendit , pour se prononcer, que de nouveaux faits vinssent éclaircir la question.

En même temps que cette discussion avait lieu, des cas semblables étaient observés en divers points de la ville. Ainsi , M. Pasquier m'a communiqué l'histoire de deux malades atteints de fièvres typhoïdes et soignés par lui, sur cette même place ; il n'est point éloigné d'attribuer aux miasmes dégagés dans cette localité, une part active au développement de ces deux affections.

M. Pétrequin a vu un cas de fièvre typhoïde terminée par la mort , lors de l'établissement de l'égoût situé rue Ecorche-Bœuf ; il ne croit pouvoir attribuer la maladie qu'à une seule cause, aux miasmes dégagés en abondance par les ouvertures du canal.

Une femme habitait un magasin situé exactement au-dessus d'un égoût. L'odeur infecte qui s'en échappait , après lui avoir enlevé les forces et l'appétit, la jeta dans un état d'excitation nerveuse qui s'apaisa, seulement (suivant M. Richard, de Nancy, qui lui donna des soins) lorsqu'elle se fut acclimatée aux miasmes qu'elle respirait

Pour rendre plus complet le tableau des inconvénients occasionnés par les égoûts, je dirai que l'observation semble avoir démontré que les émanations qui s'en échappent, ont une influence des plus marquées sur les maladies vénériennes qu'elles aggravent. Parent-Duchâtelet l'a constaté chez les ouvriers égoûtiers, lors du curage des égoûts de Paris, et l'a consigné dans son rapport.

III. Les égoûts doivent débarrasser une ville des eaux sales qui y coulent , et cela sans inconvénients pour la santé publique. En conséquence , leur ouverture de décharge devra aboutir à un courant d'eau quelconque , canal , rivière , fleuve , dont le cours assez rapide entraînera promptement les matières qui y seront versées.

Cette espèce d'embouchure des égoûts est soumise à certaines conditions énoncées dans le mémoire de M. Pasquier sur ce sujet (1) ; ainsi elle devra être perpendiculaire au courant , afin que celui-ci ne refoule point à l'intérieur des matières solides qui les encombreraient. La hauteur de 50 centimètres au-dessus de l'étiage , fixée pour l'embouchure des égoûts les plus récents , est peut-être trop grande ; une moindre faciliterait leur submersion totale ou partielle , et permettrait plus souvent au courant d'en balayer le fond dans son extrémité la plus rapprochée du fleuve , et de le maintenir dans un état de propreté convenable ; de plus , en abaissant ainsi l'extrémité inférieure des égoûts , on facilitera les moyens de donner à leur construction la pente nécessaire.

Ces deux premières règles paraissent d'une application facile à Lyon. Le Rhône et la Saône donnent à notre ville, un avantage marqué sur toutes les villes de France , sans en excepter Paris, qui n'a que la Seine, trop souvent infectée par les immondices déchargés sur ses rives.

Une pente convenable est une des conditions les plus essentielles d'un bon système d'égoûts. Le défaut de pente, en diminuant la vitesse du courant, facilite le dépôt de la vase , tenue en suspension dans les eaux bourbeuses qui parcourent ces canaux.

On ne saurait donc leur ménager une pente trop considérable, et un égoût qui n'aurait pas au moins 5 centimètres par mètre d'inclinaison ne saurait remplir le but auquel il est destiné.

Cette condition de salubrité des égoûts est plus difficile à rem-

(1) Mémoire inséré dans le *Journal de Médecine* de Lyon. Décembre 1848.

plir dans notre ville que la précédente ; cependant , les difficultés sans nombre que l'on rencontre en voulant construire des égoûts d'une grande longueur, disparaîtront en quelque sorte en les fractionnant.

A Lyon, l'établissement d'égoûts parallèles aux deux cours d'eau qui nous environnent, est impossible ; le peu d'élévation du centre de la ville met un obstacle absolu à leur construction avec une pente convenable ; de plus, les angles que l'on est obligé de leur faire parcourir afin d'amener leurs dernières portions dans une direction perpendiculaire au courant, agissent en quelque sorte comme les piles d'un pont qui favorisent l'amas des sables et augmentent les chances d'obstruction de l'égoût ainsi construit.

Au contraire, en prenant pour point de départ d'une série d'égoûts parallèlement disposés, une ligne fictive passant par le milieu de la ville, à une distance égale (autant que faire se pourrait) du Rhône et de la Saône, on faciliterait singulièrement les moyens de donner une pente convenable à tout le système, qui atteindrait, par conséquent, mieux son but. De plus, construits d'après cette méthode , ces canaux se trouveraient dans tout leur parcours perpendiculaires au courant.

Les quatorze égoûts (1) construits depuis 1845 par l'administ-

(1) Voici leur position :

1. En face de l'Hôtel-Dieu.
2. Devant la rue de Jussieu.
3. Devant la rue Tupin-Rompu.
4.   id.   la rue Saint-Bonaventure.
5.   id.   la maison quai de Retz, 44.
6.   id.   la rue Pas-Etroit.
7.   id.   la rue Basseville.
8.   id.   la terrasse Tholozan.
9.   id.   quai St-Clair, 15.
10.   id.   rue Dauphine.

tration des ponts et chaussées remplissent à peu près ces conditions ; leur pente est bonne ; il n'en est point de même de leurs
dimensions, qui varient entre 1 mètre 60 et 1 mètre 70. M. Che-
vallier indique, pour les égoûts de 1re classe, seuls admissibles
dans les grandes villes, la hauteur de 1 m. 80 ; leur largeur n'est
point non plus convenable, elle ne dépasse guère 70 centim., tandis qu'elle exigerait presque 1 m. pour que le service des égoûtiers, dont nous parlerons plus tard, puisse se faire (1).

Le plus défectueux, sous le rapport de la pente et des dimensions, des égoûts de Lyon, est, sans contredit, l'égoût de la rue
Centrale, parallèle à la Saône dans tout son trajet ; les dimensions
varient à chaque instant aussi bien que sa direction, subordonnée
dans maints endroits à la position de vieilles murailles utilisées
dans sa construction.

IV. Pour terminer ce qui est relatif à la construction des égoûts,
il me reste à parler des détails qui se rattachent à leur intérieur.
Un égoût doit être aussi unique possible, toutes ses faces doivent
donc être enduites avec le plus grand soin. Nulle part cette précau-
tion n'a été observée à Lyon ; et cependant on doit comprendre
que l'eau, tendant constamment à déposer les détritus organiques
qu'elle tient en suspension, chaque saillie, chaque anfractuosité,
deviendra, par suite de ces dépôts, un petit foyer d'infection, que
l'on aurait le plus grand intérêt à détruire, et qui nécessitera les
soins les plus minutieux et les plus longs de la part des ouvriers

11. id. quai St-Clair, 10.
12. id. rue de Berry.
13. id. rue de Provence.
14. A l'angle de la place St-Clair.

(1) *Annales d'Hygiène publique* 1833.

chargés de ce service, tandis que quelques soins de plus donnés à leur construction, les auraient fait éviter.

Le plancher inférieur et supérieur des égoûts doit aussi présenter certaines conditions qu'il convient d'énumérer ici. A Lyon, aucune règle n'a été suivie à cet égard ; seuls, les égoûts construits par l'administration des ponts-et-chaussées ont le radier fait en pierre de taille. Quelques autres cependant remplissent aussi cette condition ; mais combien en est-il, qui, semblables à celui de la rue du Palais, présentent un plancher inférieur simplement pavé et betonné. Viennent quelques orages, et les eaux pluviales, en se précipitant par torrents dans ces égoûts, auront bientôt détaché ces pavés, déjà ébranlés par les rats énormes dont les dégradations sont constatées par les chasses ordonnées à Paris par la préfecture de police. Les trous faits par ces animaux, agrandis par les pluies deviendront des sources nouvelles et incessantes de miasmes, sources d'autant plus abondantes que chaque jour verra s'accroître la quantité d'immondices et de vase qui s'y déposera. Ce fait a été constaté pour l'égoût dont l'ouverture se trouve sur la place du Change.

Le plancher inférieur, nommé radier, sera donc en pierre de taille ; sa forme, indiquée dans le rapport de Parent-Duchâtelet, doit être à peu près celle d'une tuile ; sa profondeur devra varier avec les quantités d'eau qu'elle devra recevoir ; en général, plus un égoût est sujet à être encombré, plus son radier doit être profondément creusé. De chaque côté, ce radier devra présenter un rebord de 25 centimètres au moins destiné à reposer les pieds des ouvriers lors du curage.

Le plancher supérieur doit être voûté et non recouvert par des dalles plates, ainsi que cela a été fait dans plusieurs points de l'égoût de la rue Centrale, tandis que d'autres sont voûtés. Dans tous les cas, que l'un ou l'autre système soit employé, on doit s'en tenir à l'un d'eux à l'exclusion de l'autre, afin d'éviter les variations de dimension, qui sont le résultat inévitable du passage d'un plancher plat à une voûte, et réciproquement. Cette voûte sera percée de distance en distance, de regards grillés destinés à la ventilation. La parcimonie avec laquelle se trouvent ordinairement distribués ces regards, surtout à Lyon, permet seulement le renouvellement de l'air par les cheminées placées à la porte des habitations, et destinées au déversement des eaux ; l'inconvénient qui en résulte serait facilement évité, en disposant un nombre suffisant de regards, par lesquels l'air et la lumière pénétreraient dans l'égoût.

Ne serait-il point convenable de placer sur l'une des parois des appuis saillants en pierre destinés à supporter les conduites d'eau dont un système d'égoûts commencé nous fait espérer la prochaine distribution, qu'il rend, du reste, d'une nécessité absolue.

Il serait aussi nécessaire, en construisant les égoûts, d'établir, de distance en distance, dans leur intérieur, des portes en chêne, servant d'écluses et s'ouvrant dans le sens du courant d'eau qui doit parcourir ces canaux. Ces portes sont d'une très grande utilité dans le curage des égoûts. En les fermant, on retient, dans la partie qui leur est supérieure, les quantités d'eau nécessaire au délaiement des matières qui les encombrent. L'obstacle qui les tient fermées enlevé, comme elles s'ouvrent dans le sens du courant, ce dernier se fraye de lui-même un passage entraînant tout avec lui ; l'absence de ces portes occasionna, lors du curage des égoûts de de la ville de Paris, des dépenses énormes, suscitées par la difficulté de placer les barrages qui devaient en tenir lieu, et sans lesquels le curage eût été presque impossible.

V. — Un dernier principe applicable à tous les systèmes d'égoûts, obligatoire pour toute administration qui entreprend de pareilles constructions, ne permet de les commencer que lorsque l'on a à sa disposition des masses d'eau suffisantes pour les laver

une fois , deux fois dans la journée et plus souvent si cela est nécessaire ; cette condition est tellement essentielle , que l'impossibilité de son exécution doit faire rejeter l'établissement d'égoûts,
construits, du reste, d'après toutes les règles énoncées plus haut.
Les Romains, qui avaient si bien compris l'utilité des égoûts,
connaissaient aussi la vérité de cette assertion ; les acqueducs qu'ils
construisaient à si grands frais, avaient bien pour but de leur amener des eaux potables, mais les immenses quantités qui leur en
étaient amenées par ces moyens, servaient aussi à entretenir dans
leurs canaux souterrains , une irrigation perpétuelle.

Cette utilité des eaux dans les égoûts a été comprise aussi par
les modernes. A Paris, des bornes-fontaines établies de distance
en distance, sont ouvertes à certains instants de la journée, et
permettent de faire cette irrigation, démontrée absolument nécessaire par les travaux immenses que commanda en 1827 l'encombrement des égoûts jusqu'alors négligés sous ce rapport.

Lors de ces travaux, les ouvriers ne pouvaient quelquefois par-
venir à désobstruer les conduits, qu'en y amenant à grand peine
et à l'aide de tonneaux, les masses d'eau, que l'imprévoyance des
constructeurs n'avaient point mises à leur disposition (1).

Le lavage par des courants d'eau de force suffisante constitue
donc à lui seul l'existence d'un égoût ; sans eaux, toutes les conditions citées plus haut sont illusoires ; sans eaux, quelque minu-
tieuses que soient les précautions prises soit dans la construction,
soit dans l'entretien d'un égoût , il ne sera jamais qu'un vaste
foyer d'infection auquel on devrait préférer certainement les ruis-
seaux qui sillonnaient jadis nos rues, et que la police faisait net-
toyer chaque matin.

(1) A Milan et à Turin les égoûts sont constamment inondés ; à Turin, des
écluses convenablement disposées y laissent passer .des portions considérables
du Pô ; le courant, maintenu par ce moyen, est assez fort pour que l'on puisse
y faire passer les neiges et les glaces sans crainte d'obstruction.

A Lyon, ces conditions sont loin d'être remplies, il est vrai de dire cependant que l'administration, sous les auspices de laquelle se construisirent les premiers égoûts, espérait pouvoir doter prochainement notre ville d'une fourniture d'eaux abondantes, du moins les travaux intéressants et consciencieux de son chef (1) semblaient devoir avancer la solution de cette importante question que d'autres préoccupations ont fait abandonner.

VI. — Les égoûts une fois construits dans des conditions de salubrité convenables, il s'agira de les maintenir dans cet état. Un entretien et une ventilation convenable nous donneront ce résultat.

La ventilation dont je parle ici est artificielle et peut s'opérer de différentes manières. Elle est nécessitée seulement par les égoûts dépourvus d'eau, car les eaux introduites dans les égoûts ont non seulement l'avantage de les laver, mais encore le mérite inappréciable de les ventiler énergiquement. La masse d'eau, en se précipitant par leurs ouvertures, produit naturellement un courant d'air qui déplace et entraîne à sa suite les colonnes stagnantes de gaz putride.

Divers moyens ont été proposés pour opérer cette ventilation et empêcher le déversement des gaz sur la voie publique. Le moyen proposé au conseil de salubrité, par M. Davallon, consiste à opposer un obstacle au courant d'air, qui, dans les égoûts, se fait en sens inverse du courant d'eau, c'est-à-dire de bas en haut, et à diriger l'air fétide sur un point où son influence délétère ne pourra se faire sentir.

Pour cela on établirait dans la partie la plus rapprochée de chaque ouverture d'un égoût une ou deux cloisons; suivant ses

(1) *Terme*. Des Eaux potables, 1843. Mémoire imprimé par l'ordre de la municipalité.

ramifications souterraines , ces cloisons , en maçonnerie ou en tole forte , ne laissceraient à leur base que le passage strictement nécessaire pour les eaux en temps ordinaire. Toutefois, dans la prévision d'écoulement d'eau en plus grande abondance, on suspendrait par des anneaux ou par tout autre moyen la partie inférieure de la cloison , qui dès-lors serait mobile et facilement déplacée par la pression de l'eau.

Au-dessus de la cloison , à la voûte de l'égoût on pratiquerait une ouverture aussi évasée que possible , aboutissant à un conduit en fonte , en tôle ou en terre. Ce conduit, placé dans la maison la plus voisine , s'élèverait jusqu'aux toits ; dans quelques cas particuliers, il serait possible d'utiliser les conduits par lesquels s'écoulent les eaux pluviales.

Les choses ainsi disposées , M. Davallon pense que le courant d'air partant de l'extrémité inférieure de l'égoût viendrait se heurter contre la cloison , et serait en grande partie absorbé par le tuyau d'appel , dont l'embouchure serait placée à la voûte du canal , et autant que possible à l'angle même des cloisons.

En cas d'épidémie, ce moyen d'assainissement pourrait être complété en faisant passer l'air infect des égoûts à travers des couches plus ou moins épaisses de charbon de bois ou de chlorure de chaux qui absorberaient ou neutraliseraient les gaz fétides.

M. Davallon ne propose du reste ce moyen que dans l'état actuel des choses, le considérant comme tout-à-fait superflu dans le cas où la ville , dotée d'une fourniture d'eau abondante, pourrait établir dans les égoûts un courant d'eau de force suffisante.

Ne pourrait-on pas adapter aux ouvertures béantes des égoûts des soupapes les fermant hermétiquement ; leur mobilité pourrait être rendue excessive par l'usage d'un contrepoids égalant à peu près leur pesanteur ; ce moyen rendrait l'égoût accessible à de petites comme à de grandes masses d'eau , sans que jamais un passage libre fut ouvert à l'air qui y circule.

Un moyen de ventilation énergique serait celui qui, empêchant aux miasmes de s'exhaler par tous les orifices béants des égoûts, forcerait au contraire l'air extérieur à s'y précipiter et à balayer les gaz qui s'y trouvent. Il suffirait pour cela de faire communiquer les égoûts de distance en distance avec les cheminées nécessitant un fort tirage. Cette communication aurait lieu par une gaîne spéciale, se rendant dans la cheminée à une hauteur convenable, et ne pouvant en ce sens nullement incommoder les habitants.

Cette idée, dont les résultats théoriques me paraissent fort beaux, présente des difficultés pratiques telles, que son application est, sinon impossible, au moins fort douteuse.

Ce mode de ventilation devra cependant toujours être employé lorsqu'une réparation quelconque obligera des ouvriers à descendre dans l'intérieur des égoûts; il est facilement applicable au moyen d'un fourneau portatif ajusté sur le regard le plus voisin de l'endroit où se trouveront les travailleurs; en même temps qu'ils seront soustraits à l'action des gaz délétères, ceux-ci seront brûlés en traversant le foyer, et n'incommoderont point le quartier dans lequel se fera l'opération.

M. Dupasquier, architecte de notre ville (1), a proposé au conseil de salubrité l'application du siphon renversé à toutes les bouches des égoûts. Ce système, qui remplirait à lui seul les deux indications fondamentales de toute l'hygiène des égoûts, impossibilité d'encombrement et absence complète de dégagement de gaz, a été rejeté comme inapplicable, sans qu'aucun essai ait jamais été tenté par la ville, tandis qu'il réussit parfaitement dans les égoûts de l'abattoir, pour lesquels son auteur l'avait inventé.

VII. — L'entretien des égoûts doit être confié à un certain nombre d'ouvriers robustes, et doués d'une certaine intelligence

(1) Voir à ce sujet, le Mémoire de M. Dupasquier, accompagné de planches explicatives, 1849.

pour pouvoir se porter des secours fructueux en cas de besoin. Formés en compagnies, ces hommes veilleraient à débarrasser le plancher inférieur des égoûts du gravois que les eaux n'auraient pu entraîner ; en nombre suffisant, pour pouvoir visiter chaque égout tous les quinze jours au moins, ils en surveilleraient les dégradations et les indiqueraient aux ouvriers chargés de les réparer.

Dirigée d'après les ordres du conseil de salubrité, sous la dépendance duquel elle devrait être immédiatement placée, une pareille création rendrait d'immenses services à notre ville, dont les rues étroites et mal aérées ont besoin de toutes les ressources de l'hygiène pour devenir salubres.

En résumé, un système d'égoûts, pour être complet et atteindre son but, doit être construit sur un plan uniforme, soumis à des règles générales dont j'ai essayé de donner une idée.

Il doit encore être construit en même temps qu'un service de fournitures d'eau bien entendu, dont l'établissement doit marcher de front avec celui des égoûts, puisqu'ils sont nécessités l'un par l'autre.

En un mot, l'établissement des égoûts forme la première proposition d'un dilemme auquel une administration ne peut se soustraire sans porter préjudice à ses administrés.

Une distribution convenable d'eaux potables ne peut avoir lieu dans une ville, sans qu'un système d'égoûts ne soit construit pour en perdre le surplus, et un système d'égoûts ne peut être construit dans des conditions hygiéniques et salubres, sans que préalablement on se soit assuré des quantités d'eaux suffisantes pour les laver.